$T_d \, {}^{57}\!/_{63}$

QUELQUES

RÉFLEXIONS

SUR LA MALADIE DITE

CHOLÉRA-MORBUS;

DES

MOYENS GÉNÉRAUX

DE S'EN PRÉSERVER;

DU BANDAGE DE CORPS

ET DES CHAUSSETTES PROPHILACTIQUES

DE CETTE MALADIE.

PAR J.-C. VOISIN,

D. M. P., MEMBRE DE LA SOCIÉTÉ POLYMATHIQUE DU MORBIHAN, ETC.

A VANNES,

CHEZ L'AUTEUR, RUE DU MENÉ, NUMÉRO 42;

CHEZ DE LAMARZELLE, IMPRIMEUR-LIBRAIRE,

ET CHEZ TOUS LES LIBRAIRES DE LA BRETAGNE.

A PARIS,

Chez Béchet, rue de l'Ecole-de-Médecine.

—

1832.

AVANT-PROPOS.

Si , dans les circonstances ordinaires , les personnes sensées regardent le médecin comme pouvant être , en plus d'une occasion , l'arbitre de leur vie et de leur fortune , à plus forte raison le considéreront-elles ainsi , à ces époques de malheur où , d'une manière subite , il vient à surgir un principe délétère , inconnu dans sa nature , appréciable seulement par la vitesse de son action pernicieuse et l'intensité de ses funestes effets.

Cette honorable opinion du public pour le médecin , est la plus douce récompense de ses soins bienfaisans , et pour son zèle , le plus digne de tous les encouragemens.

Aussi depuis le premier cri d'alarme jeté par les journaux de la capitale , ne voit-on pas déjà , dans toutes les localités , les hommes présumés les plus capables par leur expérience et par leurs études de secourir leurs semblables , mus par un sentiment d'humanité comme par un sentiment de reconnaissance , rivaliser de soins , de veilles et de courage , pour tâcher d'arrêter l'hydre , neutraliser son infect venin, et , s'ils ne le peuvent, du moins faire en sorte de soustraire à son action dévastatrice le plus grand nombre possible de victimes,

Oui, de tels efforts, même non suivis de succès, sont de la gloire : elle est silencieuse, il est vrai, mais elle en vaut bien une autre pour celui qui sait jouir du bonheur d'avoir prolongé l'existence de ses semblables ; les travaux qu'elle excite n'effraient pas les peuples, au contraire, ils les rassurent.

Ce besoin de nous rendre utile qui a fait notre vocation, ce désir ardent qui nous fait consacrer notre vie à la recherche et à l'application de tous les moyens propres à prévenir, à combattre ou à pallier les maux de l'humanité, nous poussent aujourd'hui, et malgré la faiblesse de nos capacités, nous déterminent par leur influence irrésistible à oser présenter au public, dans le désir extrême de son bien-être, cet opuscule. Puisse-t-il rassurer nos concitoyens et préserver le plus grand nombre des populations du fléau qui nous menace. Ce résultat serait pour l'auteur la plus brillante récompense de ses études et l'apogée de son bonheur.

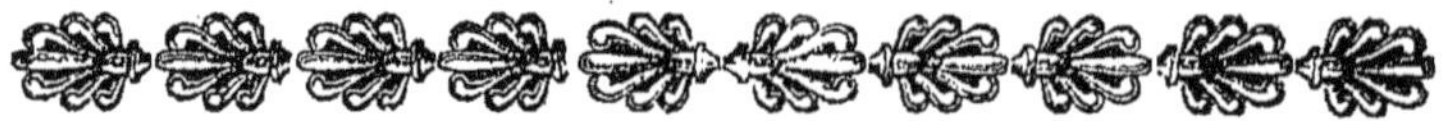

QUELQUES
RÉFLEXIONS

CHOLÉRA-MORBUS.

Lors de la dernière guerre d'Espagne, attaché comme chirurgien sous-aide major, à la réserve du quartier général de l'armée, je vécus, par suite de cette position, plusieurs mois dans la capitale, où, comme tous mes collègues, je fus conduit à observer une maladie grave (dite colique de Madrid), qui sévissait avec vigueur contre nos soldats.

La nature de cette maladie n'était point déterminée, et comme les recherches des lésions pathologiques n'avaient pu encore être nombreuses et bien suivies, cette affection était différemment considérée par les médecins chargés du service de notre hôpital.

Quelques-uns, et c'était le plus petit nombre, partageaient l'opinion de Luzuriaga (1) et du docteur Jacob (2), qui la

______

(1) Memorias de la real Academia medica de Madrid. Dissertation sobre el colico, del doctor Luzuriaga.

(2) Collection des Thèses de 1815.

(8)

disent être *un empoisonnement par un oxide métallique*. D'autres
la désignaient, comme le baron Larrey (1) , sous le nom de *colique bilieuse* ou *rhumatique* , avec C.-J. Rampont (2). Plusieurs
l'appelaient *colique nerveuse* ; Urbain Coste (3) la considérait
comme le résultat de l'irritation de la tunique musculaire des intestins, et particulièrement du colon; mais d'après nos propres observations , et surtout d'après les savantes recherches du docteur
Pascal (4), elle nous parut être plus justement désignée sous
le nom de NÉVRALGIE SPLANCHNIQUE.

Nous ne donnerons pas ici les considérations théoriques et
les motifs pathologiques qui nous ont déterminé à préférer cette
dénomination ; nous renverrons le lecteur qui souhaiterait les
connaître , à la thèse que nous avons présentée et soutenue à la
Faculté de Médecine de Paris, en juillet 1828 (5)

Les rapports qui paraissent exister entre les causes plus ou
moins prédisposantes et déterminantes de la *Névralgie splanchnique* et du *Choléra-morbus* , entre les divers traitemens employés contre ces maladies , et les divers moyens donnés comme
préservatifs de l'une et de l'autre, nous ont porté à écrire à la
page 27 de l'Essai sur la Colique dite de Madrid, ces lignes : « Di-
sons encore, pour encourager les recherches de ceux de nos lec-
teurs qui se trouveront dans la possibilité d'observer le choléra-
morbus en Afrique, et le ventre sec dans l'Inde, que beaucoup de
praticiens d'un grand mérite pensent que ces maladies ne sont pas
sans avoir quelque ressemblance avec celle dont nous nous occu-
pons. Quelques-uns de nos savans juges parurent partager cette opi-

____

(1) Mémoire de Chirurgie militaire, t. 3 , p. 185.
(2) Collection des Thèses de Montpellier. Juin 1814.
(3) Recueil des Mémoires de Médecine militaire, t. 16, p. 278.
(4) Idem, t. 19, p. 143, (Recherches anatomiques et pathologiques, sur
la Colique dite de Madrid ,
(5) Essai sur la colique dite de Madrid, considérée comme Névralgie
splanchnique, Paris, juillet 1828, n° 135,

nion et les autres ne la combattirent pas.» Depuis, le *choléra-morbus*
s'est extrêmement rapproché de nous; il a exercé ses ravages sur la
Russie, la brave Pologne, la Hongrie, la Prusse, l'Allemagne, l'Angle-
terre, et n'a pas voulu exempter la France des traces de son passage.

La connaissance de son arrivée sous la ligne climatérique de l'Europe a donné l'occasion de nombreuses preuves de dévoûment de
la part de beaucoup de médecins français. Le gouvernement lui-
même, sachant bien qu'il était dans l'obligation de son devoir
de rassurer promptement les populations, s'est empressé de
charger des médecins habiles et courageux d'aller étudier cette
maladie chez nos voisins septentrionaux.

Si des raisons trop majeures ne m'eussent empêché de quitter
les lieux que j'habite, je crois que je n'aurais pas résisté au
désir d'aller vérifier par moi-même jusqu'à quel point les opinions émises ci-dessus sont fondées. Mais ce que nous n'avons
pas eu la gloire de faire, d'autres l'ont exécuté, et nous pouvons dire que plusieurs des rapports faits sur cette maladie se
sont trouvés favorables à notre sentiment sur la plus que quasi-
analogie entre le *choléra-morbus* et la névralgie splanchnique.

Il existe cependant dans la marche et dans les effets de ces
deux maladies, une différence qui, loin de nous paraître en rien
préjudiciable à nos opinions, semble au contraire les favoriser.
La voici : la colique de Madrid tue rarement, mais elle le fait
assez vite lorsqu'il y a une réaction prompte sur les viscères
abdominaux ; alors elle se complique de *gastro-entéro-colite*, et
c'est dans ce cas seulement que je crois avantageux de chercher
à arrêter les accidens par les évacuations sanguines.

Dans le choléra-morbus, la réaction du système nerveux sur
ces mêmes membranes et sur le cœur, par une cause que nous
ne pouvons encore bien apprécier, est beaucoup plus prompte,
et il en résulte, pour les symptômes, une marche plus rapide,
et pour le malade, la mort plus prochainement inévitable; c'est
du moins ce que je crois avoir observé dans ma pratique, à la fin

de l'automne dernier, sur cinq sujets qui m'ont paru atteints de choléra non douteux (1).

Dans un mémoire lu récemment à la Société polymathique de Vannes , ayant pour titre : *de l'Influence atmosphérique sur l'Homme du Morbihan*, après nous être adressé quelques questions sur le choléra-morbus, nous avons laissé pressentir que nous pouvions bien en avoir déjà vu quelque chose dans nos localités, et que, si nous n'osions pas encore le publier, c'est que nous avions besoin de nous fixer sur certaines opinions, et d'attendre une époque à laquelle les populations, rassurées par les résultats des efforts de l'art contre cette maladie, ou la disparution complète du fléau , eussent été moins disposées à laisser agir sur elle, comme cause presque déterminante , le sentiment de la peur (2).

---

(1) Observations qui seront adressées à l'Académie de Médecine aussitôt que l'auteur pourra trouver le temps de les transcrire.

(2) En tout danger le sang-froid est nécessaire, particulièrement en celui de maladie , et l'une des meilleures précautions que l'on puisse prendre pour éviter le choléra-morbus ou le combattre, c'est l'absence de la peur , funeste passion animale déterminée par l'instinct de la conservation qui, durant les épidémies, est très-préjudiciable à la conservation elle-même. Tâchons donc de la remplacer par une passion qui, comme elle, découle de l'instinct, et qui, au lieu d'abattre l'homme, le sauve souvent ; je me répète, c'est le *sang-froid.*

Voici pour l'homme qui observe un exemple frappant de l'effet de la peur : Le 30 ou le 31 janvier 1819, jour de l'arrivée, sur la rade du Fort-Royal (Martinique) , de la frégate la Cléopâtre, commandée par le capitaine de vaisseau Le Maraut, aujourd'hui contre-amiral, un matelot qui , depuis que nous avions atteint les parages alizés, se trouvait indisposé, sortant de prendre part au serrement des voiles, mourut subitement. Presque tous nos jeunes marins , effrayés de cette mort, pensèrent qu'ils ne pouvaient éviter la fièvre jaune , et deux heures après nous comptions une centaine de malades. Sur-le-champ, l'expérience de notre commandant les fit envoyer à l'hôpital. Du jour au lendemain il en tomba cinquante autres qui de même furent débarqués promptement. Sans doute qu'alors on leur démontra que leur maladie n'était pas la

Nous ajouterons que tout ce que nous venons de dire sur l'a-
nalogie fortement présumée de ces deux maladies, se trouve
encore appuyé par le sentiment de M. Delpech, professeur à la
Faculté de Médecine de Montpellier, et surtout par celui du
docteur Pinel.

Opinion du docteur Pinel sur le Choléra.

Le docteur Pinel, dans une lettre écrite de Varsovie, datée du
6 juillet 1831, et adressée à M. le professeur Magendie, s'ex-
prime ainsi :

« Plus j'observe cette maladie, plus je suis convaincu qu'elle
diffère entièrement de celle décrite par les auteurs sous le nom
de *choléra-morbus*.

« Elle atteint spécialement les individus affaiblis par des maladies aiguës et surtout chroniques, par une mauvaise nourriture
ou d'excessives fatigues ; son début est ordinairement subit,
comme l'attaque apoplectique ; s'il y a quelques symptômes pré-
curseurs, ils sont si vagues, qu'on ne peut en préciser aucun :
les douleurs abdominales et les crampes aux jambes en sont
quelquefois les prodromes (1). Dans son état de violence, elle
présente les phénomènes suivans :

Extérieur.

« La peau est livide, sèche et froide ; les extrémités du corps
sont glacées et noires ; la figure, ordinairement livide, porte

fièvre jaune, mais que, s'ils restaient à l'hôpital, ils pourraient la gagner. De
nouveau poussés par la peur, mais par une peur plus heureusement et plus
moralement inspirée que la première, ils revinrent promptement à bord. La
campagne dura sept mois, et l'on ne perdit que cinq hommes, deux ou trois
seulement par suite de la fièvre jaune.

J'étais moi-même élève marin sur cette frégate, et j'eus la force de n'avoir
pas peur.

(1) Avant-coureur ou précurseur.

l'empreinte de la terreur; les yeux, convulsivement renversés, sont enfoncés dans l'orbite comme à la suite de longs marasmes; les parois abdominales, fortement contractées, semblent collées contre la colonne vertébrale, et les malades se ploient en deux, de manière que les genoux touchent presque le menton.

Etat des principales fonctions.

« Le pouls est sensible, même aux artères carotides; l'auscultation fait entendre au cœur, surtout vers les cavités aortiques, un bruissement faible et continu assez comparable à celui que produirait le mouvement continuel d'une petite roue; la respiration est courte, précipitée, accompagnée de gémissemens et de hoquets ; les vomissemens sont rares, les déjections fréquentes , brunes , jaunes ou blanchâtres ; très-souvent on n'observe ni les uns ni les autres. Au milieu de cet anéantissement de la vie nutritive, l'intelligence paraît rester saine; il n'y a ni délire, ni rêvasseries ; en insistant fortement on obtient quelques réponses justes.

« Dans cette maladie, les symptômes les plus graves sont le froid, la lividité générale, et surtout l'imminence de la suffocation et la cessation des battemens du cœur. Cet état dure plusieurs heures, quelquefois un jour, rarement davantage.

« Il peut survenir une rémission de quelques heures, puis une récidive, et c'est souvent à la deuxième ou troisième rechute que succombent les malades. Dans l'état de violence extrême de la maladie, la mort arrive en peu d'heures.

« Les convalescences sont longues, pénibles, toujours compliquées d'affections organiques profondes : l'anasarque (1) et la gangrène des extrémités sont les plus fréquentes.

« La figure conserve pendant plusieurs mois encore après la

---

(1) Enflure œdémateuse de toute l'habitude du corps.

maladie, l'aspect cadavérique, et les battemens du cœur sont d'une lenteur remarquable, à peine s'ils donnent trente ou quarante pulsations par minute. »

Après avoir donné des détails anatomiques à-peu-près semblables à ceux qui ont été communiqués par plusieurs autres médecins, détails qui militent en faveur de l'analogie, M. Pinel expose son opinion sur le siége de cette maladie, il pense qu'elle réside dans les ganglions du nerf grand sympathique, et paraît à M. Pinel la seule admissible. Elle peut, dès-à-présent, dit-il, avoir des résultats moraux fort importans.

« Il faut commencer par proclamer que la maladie qui règne ici, n'est pas le choléra-morbus, mais une affection profonde du nerf *trisplanchnique*, maladie encore inconnue ou mal observée, que j'appellerai *trisplanchnie*, afin de proscrire ce funeste nom de choléra, qui à lui seul est une calamité. La trisplanchnie est épidémique comme toutes les maladies atmosphériques ; elle se développe par une cause spéciale encore inconnue, chez les individus prédisposés par leur constitution ou des maladies antérieures, les causes les plus fréquentes semblent être les variations brusques dans la température de l'atmosphère (1) ; elle ne se transmet pas par le contact immédiat, et je suis tellement convaincu (2) qu'elle n'est pas plus contagieuse que les gastrites et les pneumonies, que je me suis inoculé, non-seulement le sang d'un malade dit cholérique, mais encore le mucus intestinal pris sur le cadavre même.

---

(1) Aussi dans nos climats, cette maladie fera-t-elle beaucoup plus de ravages au printemps et en automne, que durant les autres saisons.

(2) Les médecins et chirurgiens de l'Hôtel-Dieu, soussignés, croient devoir déclarer, dans l'intérêt de la vérité, que, quoique cet hôpital soit jusqu'à présent celui qui ait reçu le plus grand nombre de malades affectés du choléra ils n'y ont observé aucun fait qui puisse les autoriser à soupçonner que la maladie soit contagieuse. Fait à l'Hôtel-Dieu ; Paris, le 31 mars 1832.

Signés : MM. Petit, Récamier, Husson, Dupuytrin, Magendie, Breschet Honoré, Gueneau de Mugy, Sauson, Gaillard, Geudrin, Bailly.

« Si dans l'espace d'une année la trisplanchnie s'est pro-
pagée d'Odessa et de Moscou à Varsovie, à Dantzick, je ne vois
aucune raison plausible pour affirmer qu'elle ne parcourra pas
toute l'Europe, et même ne passera pas en Amérique.

« D'après ses progrès et sa marche jusqu'à ce jour, cette pro-
pagation me paraît inévitable. L'étude d'une maladie aussi sin-
gulière que cruelle, mérite l'attention de tous les observateurs.
En attendant des connaissances plus précises sur ce sujet, il est
un moyen de la guérir *dès-à-présent*, c'est d'abord de ne pas la
craindre. »

Relativement à la nature et au siége présumés, nous pour-
rions poursuivre le parallèle, mais nous sommes pressés par les
circonstances et par le désir de tâcher de nous rendre promptement utile ; nous arriverons donc aux rapports qui paraissent
également exister entre les causes prédisposantes et entre celles
qui, d'une manière tout-à-fait prochaine, déterminent l'action du
principe délétère qui cause ces deux maladies, *la colique dite
de Madrid* et *le choléra*.

Pour la névralgie splanchnique, nous avons compté au nombre des causes prédisposantes (1) une *constitution faible*, les *pas-
sions tristes*, *l'excès dans les plaisirs de l'amour*, la *mollesse*,
les *veilles*, les *études prolongées*, *l'abus du café*, *des liqueurs
alcooliques*, *l'émigration*, les *grandes surprises ou émotions
dites de l'ame*, donc aussi la *peur* (2).

---

(1) Pages 8 et 9. Dissertation citée.

(2) Plusieurs de ces causes, plus marquées chez les femmes, peuvent les
faire regarder comme plus disposées que les hommes à ce genre de maladie;
cepeudant on l'observe moins souvent chez elles que chez ces derniers, différence que nous croyons devoir attribuer à leur position sociale qui les em-
pêche d'être aussi fréquemment et aussi long-temps exposées à l'influence des
causes déterminantes, et surtout leur tempérance généralement plus grande
que celle des hommes.

Au nombre des secondes, *avec concomitance d'action*, se rangent les variations atmosphériques plus ou moins promptement sensibles, l'ingestion dans l'estomac d'un liquide froid, l'immersion dans l'eau froide lorsqu'on est en sueur, l'usage des fruits à saveur fraîche et acide, d'alimens de mauvaise nature. *Sans concomitance d'action*, l'extrême différence qui existe dans l'élévation de la température atmosphérique en différens momens du jour sidéral ; les digestions incomplètes, l'ivresse ; les causes déjà citées de l'ingestion d'un liquide très-froid dans l'estomac, ou l'immersion dans l'eau très-froide, lorsque la température du corps se trouve élevée, surtout si l'on répète fréquemment ces imprudences ou seulement une d'elles.

Nous demanderons maintenant si tous les rapports faits sur le choléra-morbus n'ont pas présenté les mêmes causes, comme étant celles qui disposaient à l'atteinte de ce fléau ou qui favorisaient le plus son action (1).

Il ne nous reste donc qu'à examiner si des traitemens semblables ont été appliqués avec efficacité contre ces deux maladies.

Lorsque nous avons lu la narration du traitement suivi par M. Foy, médecin français, qui a aussi observé l'épidémie à Varsovie, nous avons été frappé par la ressemblance qui existe entre les moyens que cet habile praticien a appliqués sur les colériques, et ceux que nous avons employés et conseillés contre la colique dite de Madrid. « Je n'y ai distingué qu'une différence,

---

(1) Les personnes qui pourraient ne pas favoriser notre sentiment, objecteront sans doute, qu'en pathologie souvent des causes qui paraissent semblables, amènent des résultats différens. Oui, cela peut être vrai, mais si les symptômes observés ont de l'analogie, s'ils cèdent à l'application des mêmes moyens, il me semble qu'on est forcé d'avouer qu'il existe une certaine identité de nature dans les altérations.

celle de la respiration d'une petite quantité d'oxigène , sous l'influence de laquelle, dit ce médecin, la circulation et la chaleur générale ne tardent pas à reparaître.

Quels sont donc les principaux moyens que nous avons proposés pour combattre avec avantage la névralgie splanchnique?

Tous ceux qui sont les plus propres à rappeler la chaleur vers la périphérie du corps, à l'y maintenir, à détruire les sensations nerveuses, les *anti-spasmodiques*, les *anodins*, quelques *boissons diaphorétiques;* diverses préparations de camphre, de musc; des embrocations huileuses camphrées sur le ventre, la diète, le repos. Dans certains cas, seuls appréciables pour les médecins, des évacuations sanguines, tantôt générales, tantôt locales, dont la détermination est toujours relative à l'époque à laquelle les conseils sont réclamés, à la période de la maladie , à ses complications, au tempérament du malade, et à toutes les autres circonstances dans lesquelles il est susceptible de se trouver.

Nous avons particulièrement conseillé l'usage des bains tièdes, répétés plusieurs fois par jour (nous n'accordons pas autant d'efficacité aux bains de vapeurs; ils agissent sur beaucoup de personnes en augmentant la susceptibilité nerveuse) (1).

Lorsque les vomissemens, par leur continuité, inquiètent et

---

(1) Pour les sujets qui font l'objet des observations annoncées en note à la page 10 , les bains d'eau tiède prolongés nous ont paru surtout favoriser le développement de la circulation et rappeler la chaleur à la peau ; mais peut-être devions-nous cette action assez prompte en ce que nous agissions sur des habitans de la campagne qui sacrifient peu, ou plutôt pas du tout , à l'usage de ces moyens de propreté.

Après l'élévation du pouls, les ventouses scarifiées sur l'abdomen parurent aussi amener un peu de résolution dans les symptômes.

J'aurais quelquefois souhaité en faire l'application sur la région lombaire, mais les malades ou leurs parens s'y refusaient toujours avec plus ou moins d'opiniâtreté.

affaiblissent, comme M. Foy, nous faisions aussi administrer la potion anti-vomitive de Rivière , composée de 24 grains de carbonate de potasse , 2 gros de sucre blanc, et 4 onces de suc de citron : cette potion doit se faire au lit du malade et être prise à l'instant.

Si les intestins nous paraissaient engorgés par les matières fécales, avec quelque avantage nous ordonnions l'huile de ricin à la dose d'une once, soit en lavement, soit par la bouche, prise en une seule fois, ou par cuillerées ; mais de tous les remèdes, celui que nous nous pressions le plus d'administrer lorsque les vomissemens étaient calmés ou diminués , c'était l'extrait d'opium à doses rapprochées, et portées jusqu'à un grain, de trois heures en trois heures , accompagnés de quelques révulsifs sur la peau des extrémités ; les cataplasmes simples , émolliens, dans toute la longueur des membres , remplacés le plus souvent possible, de deux heures en deux heures, et les lavemens tantôt anodins et tantôt simples, fréquemment répétés dans la névralgie splanchnique, comme dans toutes les maladies qui m'ont paru y avoir quelque rapport, m'ont semblé d'une action fort avantageuse.

Tout ce qui a été dit sur le choléra-morbus , tout ce qu'on a fait depuis la présentation de notre thèse, tout ce qu'on fait et tout ce qu'on dit encore , nous détermine donc à proposer contre la cruelle maladie qui est aujourd'hui l'objet de l'attention et de la crainte publiques, le traitement de l'affection dite colique de Madrid (1), plus ou moins modifié, suivant certaines circonstances dont les médecins seuls peuvent être juges.

J'ajouterai, qu'en médecine, il ne faut rien généraliser, et que les remèdes proposés comme préférables pour telle et telle maladie, sous certaine latitude, pourraient, en plus d'une occasion, ne pas produire les mêmes effets sous une autre. De là, nécessité des connaissances thérapeutiques, et habileté de l'ob-

---

(1) Pour plus de renseignemens, voyez la Thèse citée, pages 31 et suiv.

servateur pour en faire une heureuse application. De là aussi,
nécessité extrème d'appeler promptement les secours de l'art
et de ne s'en pas tenir aux avis insensés de cupides charlatans
et aux conseils absurdes des trop nombreuses commères.

Nous ne voulons cependant pas imposer notre opinion à personne, nous affirmons même que nous sommes prêts à la sacrifier,
et à la remplacer par la première présomption qui paraîtrait plus
voisine de la certitude, et dont les conséquences seraient d'un
résultat plus heureux pour l'humanité.

PRÉCAUTIONS GÉNÉRALES A PRENDRE POUR PRÉVENIR LES ATTEINTES DU CHOLÉRA.

1°. Les deux principales, sans contredit, sont la tempérance
et l'absence de la peur.

2°. Empêcher que le corps, après un travail long-temps soutenu et laborieux, n'éprouve une réfrigération soudaine, par
l'impression d'un air humide et froid qui répercuterait la transpiration, et occasionérait une modification particulière, pas encore bien appréciée dans le système de l'axe cérébro-spinal,
et dans celui de la circulation.

3°. Ne pas se nourrir d'alimens indigestes, de ceux surtout
qui sont d'une nature froide, ou trop échauffans.

Le jeûne, l'usage prolongé des alimens maigres, favorisent
l'invasion du mal : le poisson salé et les préparations de charcu-
terie doivent être exclus.

Observer de préférence un régime mixte, c'est-à-dire composé de légumes assaisonnés avec du vinaigre, de poissons frais
à fibres molles, de chair blanche ; celle des volatiles mérite la
préférence.

Ne pas boire trop d'eau pure, ayant soin de l'améliorer en la
purifiant au moyen de la filtration, et en y faisant dissoudre

une petite dose de nitre (1), ce qui la rendra une boisson hygiénique très-salutaire, pendant les fortes chaleurs principalement.

Faire usage le matin, à jeun, de tems en tems dans la journée, et surtout avant de se coucher, lorsque l'estomac le supporte, de lait doux sucré ou de quelques verres d'eau édulcorée avec le sirop de gomme arabique dans lesquels on aura le soin de verser cinq à six gouttes d'éther, tous les praticiens ayant reconnu l'heureux effet de l'éther sulfurique dans le traitement du choléra (2).

SOINS HYGIÉNIQUES A SUIVRE.

1°. Se garantir autant que possible de l'extrème chaleur ou de l'extrême froid, surtout de leur intermittence subite.

2°. Inviter tous les ouvriers, nos couvreurs et nos cultivateurs principalement, à suspendre leur travail de midi à deux heures, pour ne pas se trouver exposés à la plus forte ardeur des rayons solaires; les engager à se changer toutes les fois qu'ils ont

---

(1) Sel de nitre (nitrate de potasse, un gros dans un litre et demi).

(2) M. le docteur Alphonse Dumatray assure que dans les deux Indes et autres pays où il s'est trouvé durant les ravages du choléra, il a toujours employé avec succès, dans plus de deux cents cas de maladie, une potion composée d'éther, de laudanum et d'eau de fleur d'oranger; après avoir édulcoré cette potion avec un peu de sucre, il l'étendait dans un véhicule du poids de deux onces environ, composé d'eau et d'eau-de-vie; de chaque quantité égale, il mettait, suivant l'intensité de la maladie, du laudanum de Sydenham, depuis trente jusqu'à quatre-vingt-dix gouttes; d'éther, depuis quinze jusqu'à quarante-cinq, et d'eau de fleur d'oranger, une forte cuillerée. Il faisait prendre le tout en une seule fois et répétait cette préparation si les vomissemens et les selles ne cessaient pas. Il ajoutait à ce moyen de fortes frictions avec de l'alcool, et par tous les moyens possibles, il rappelait la chaleur à l'extérieur. Sur à peu près deux cents cas de choléra, avec ce traitement pas une seule personne n'a succombé, assure M. Dumatray.

éprouvé une transpiration abondante ou qu'ils ont été traversés par la pluie.

Nos riverains doivent travailler le moins possible dans l'eau, ne pas se reposer sur ses bords. Tout ce que nous avons dit ici s'applique aussi à nos marins et à nos soldats, qu'autant qu'un service de nécessité ne l'exige point, il ne faut pas exercer sous l'influence de la pluie, ni d'un soleil trop ardent.

3°. Ne pas dormir sur le sol non abrité ni couvert de paille sèche et ne pas coucher dans la malpropreté. L'homme de la campague devra placer son lit le plus loin possible des écuries, des étables, et établir le dortoir de sa maison dans l'étage le plus élevé au-dessus du sol.

4°. Eviter l'humidité de l'atmosphère pendant la nuit surtout. De là, nécessité d'inviter les chefs de corps à prolonger la tenue d'hiver.

5°. Ne pas chercher à étancher la soif d'une manière brusque, en prenant une grande quantité de liquide froid et acide, et principalement lorsque le corps est échauffé. Choisir l'eau la moins fangeuse ; celle qui dissout bien le savon mérite la préférence.

6°. Ne jamais se charger l'estomac d'alimens, surtout de ceux difficiles à digérer.

7°. Faire usage, autant que possible, des chaussettes et bandages prophylactiques, ou de tous autres moyens analogues qui puissent remplir avec certitude le même but.

8°. Des frictions avec l'huile d'olive simple, éthérée ou camphrée, sur tout le corps, ne sont pas non plus à négliger (1).

---

(1) Un fait utile à noter, c'est le succès étonnant qu'on a obtenu, dans beaucoup de cas, de l'usage de l'huile d'olive ; on s'en est servi à l'Isle-de-France, à l'époque où le choléra y faisait ses ravages ; elle était prise intérieurement à grande dose et mêlée au camphre et à l'éther. On assure qu'un colon, M. Gourdemar, l'ayant employée pour tâcher d'arracher à la mort trente-six nègres de son habitation qui en étaient atteints, il n'en perdit que deux.

Ayant remarqué à Madrid que presque tous les soldats qui avaient la gale ou des dartres ne contractaient pas la névralgie splanchnique, peut-être ne serait-ce pas un mauvais moyen, pour éviter l'atteinte du choléra-morbus, de provoquer sur la peau de l'abdomen et des extrémités, un exanthème (2) artificiel, que l'on obtiendrait facilement en faisant sur les points indiqués des frictions avec la pommade stibiée préparée de la manière suivante :

> Tartrite antimonié de potasse pulvérisé... un gros.
> Axonge........................... une once,
> Sans addition d'aucun liquide.

Mêlez exactement dans un mortier de verre, et divisez le tout en huit paquets.

Avec chacun d'eux, pendant huit jours, on fera une friction sur l'un des points indiqués, et quand les ampoules qui en seront le résultat seront guéries, on pourra, avec précaution et sous la direction de son médecin, les continuer ou les modifier, suivant l'occurrence. Pour les enfans et les femmes délicates, la dose de tartrite antimonié de potasse ne devra être que d'un demi-gros.

Ajoutons à toutes les précautions ci-dessus énoncées les réflexions suivantes : que dans toutes les localités on fera bien de veiller d'une manière spéciale à la propreté des boucheries et des poissonneries ; d'employer dans chaque domicile des préparations de chlore, d'après la méthode indiquée dans l'instruction populaire publiée par le gouvernement ; nous recommandons particulièrement l'emploi des chlorures de chaux et d'oxide de sodium du laborieux *Labarraque,* et les appareils désinfec-

----

M. Robert, médecin du lazaret de Marseille, a fait en 1821 des cures miraculeuses en administrant des potions huileuses aux malades frappés de la fièvre jaune. Presque les deux tiers des sujets ont été guéris ; ce qui surpasse de beaucoup toutes les chances les plus heureuses que l'on ait jamais pu obtenir dans cette maladie.

(1) Eruption.

-teurs chloro-camphrés de Frigério , approuvés par l'Académie de Médecine (1).

Nous pensons que les commissions sanitaires feront bien d'inviter l'autorité à établir dans chaque bourg de nos campagnes surtout , une salle de bain , un dépôt de chlorure , de nitre et de vinaigre , et de prier les ministres des autels et MM. les Maires, d'inviter fortement nos vénérables laboureurs à ne pas s'enivrer , surtout avec le cidre nouveau et l'eau-de-vie ; à porter des bas, des ceintures sur le ventre ; à dessécher les mares , et à enlever les fumiers qui se trouvent devant leurs habitations. De plus, à changer souvent la paille de leurs lits, à n'en pas fermer les battans, à en éloigner les coffres qui se trouvent placés devant et aux pieds, et qui empêchent la circulation de l'air. Enfin à balayer souvent sous ces lits et les autres meubles, et à faire de fréquens arrosemens , au moins deux fois le jour, avec de l'eau chlorurée ou acidulée.

Toutes ces précautions sont dictées par l'étude soutenue et l'examen rigoureux des moyens employés par les meilleurs médecins des pays qu'a ravagés le choléra-morbus , et notre expérience, encore jeune il est vrai, mais acquise sous différens climats, nous fait penser que, jusqu'à présent, rien de mieux n'a pu être conseillé pour annihiler, autant que possible, l'action du principe délétère, cause déterminante de la maladie.

Nous eussions voulu avoir le tems d'analyser ces moyens, et de les discuter plus complètement, afin de convaincre davantage les populations de leur extrême et salutaire utilité ; mais la nécessité pressante d'offrir ce que l'on croit le plus contraire à la marche du fléau nous impose le devoir, nous le répétons, d'abréger notre ouvrage, et de passer sur tous les points de doctrine, qui, en dernière analyse, ne peuvent beaucoup intéresser que les gens de l'art.

---

(1) Le dépôt est, à Vannes, chez M. Richard, pharmacien, rue S.-Vincent

DU BANDAGE DE CORPS ET DES CHAUSSETTES PRO-PHILACTIQUES DU CHOLÉRA-MORBUS (1).

L'action du principe délétère qui détermine le choléra-morbus paraissant être beaucoup favorisée par celle du refroidissement de l'abdomen et des extrémités, il en est résulté que tous les médecins ont fortement insisté sur les précautions les plus propres à entretenir la chaleur de ces diverses régions ; ils ont donc proposé l'usage des ceintures et des chaussures les plus capables d'empêcher la perte du calorique vital, et l'action du froid extérieur sur les tégumens.

Cette précaution hygiénique, jointe à l'absence des excès, a préservé la presque totalité des garnisons prussiennes de l'épidémie, quoique les populations des villes qu'elles habitaient, en ressentissent les fâcheux effets, notre gouvernement en a assuré l'usage à nos troupes, et l'instruction populaire les conseille d'une manière générale. Nous observerons en faveur des opinions énoncées dans la première partie de notre opuscule, que l'usage des ceintures s'est trouvé particulièrement conseillé à Madrid par tous les médecins qui y ont observé la maladie qui a fait le sujet de notre thèse, et que tous ceux qui connaissent les habitudes castillanes n'ignorent pas que les Espagnols aisés ne marchent jamais sans se couvrir la région abdominale d'une ceinture de soie ou d'un bandage de laine.

Ayant reconnu que les simples ceintures et les chaussettes ordinaires étaient loin de remplir toutes les indications désirées, nous avons cru que peut-être le public nous saurait gré de notre zèle, en cherchant à les perfectionner, et nos efforts nous ont

____

(1) La grande fabrication qu'en a commandée l'auteur, lui permet de livrer ces appareils à un prix modéré. Les seuls dépôts se trouvent chez lui, à Vannes, rue du Mené, n° 42, et chez MM. les pharmaciens Jouangny et Le Cudou, le premier Place Réunion, et le second Place Louis XVIII.

conduit à lui présenter sous le nom de *bandages de corps et de chaussettes prophylactiques du choléra*, des appareils qui, par leur forme comme par les tissus qui les composent, semblent ne laisser rien à désirer sous le rapport du but et de la facilité de leur application.

Description du Bandage.

Il se compose de deux pièces appliquées l'une sur l'autre, l'externe de taffetas ciré, l'interne de flanelle de santé. Il est soutenu dans le centre et vers les extrémités, par des baguettes longitudinales élastiques, et présente à l'un de ses chefs des boucles fixées à la partie extérieure, un travers de doigt loin du bord qui correspond à un égal nombre de lanières attachées de la même manière sur la partie extérieure correspondante du chef opposé.

Ce bandage est échancré, de chaque côté, à la partie du bord inférieure qui correspond aux hanches, et serré convenablement, ne peut se déplacer ; du reste, on peut l'assujétir davantage en se servant des scapulaires et sous-cuisses qui se trouvent boutonnés sur les bords supérieur et inférieur. A cet effet, sur les points convenables se trouvent cousus des boutons.

Pour la confection de ce bandage, nous avons choisi de préférence le taffetas ciré et la laine, par la raison que ces deux corps sont mauvais conducteurs du calorique, et sous ce rapport très-avantageux pour empêcher d'une part la perte de la chaleur, et de l'autre arrêter l'action de l'air froid sur l'abdomen. De plus la transpiration insensible ne pouvant s'exhaler se condense, ou plutôt se change en sueur, et forme presque un bain local continu qui devient favorable à la souplesse des parois du ventre, diminue ou détruit la disposition aux inflammations de ses viscères. De plus, ce bandage soutient parfaitement les muscles des régions abdominales et lombaires.

Le choix du taffetas ciré pour garniture extérieure, par suite de sa propriété physique, offre aussi l'avantage, si les chaleurs devenaient extrêmes, de permettre de remplacer la doublure en flanelle par une autre d'un tissu de coton ou de lin.

Notre bandage de corps est particulièrement utile aux personnes qui prennent beaucoup d'exercice, soit pour leur plaisir, soit pour leurs affaires, et pour celles qui se trouvent dans la nécessité forcée de s'exposer à toute heure sous l'influence directe des variations atmosphériques, ce qui nous porte à le recommander à toutes les conditions sociales.

Sur les personnes atteintes d'une hernie inguinale, l'application ne doit pas en être faite d'une manière aussi exacte, et sans réclamer quelqu'attention (1).

Nous présentons les chaussettes sous trois formes, *brodequins, bottes* et *chaussons ;* elles sont doublées ou non de flanelle, peuvent s'appliquer immédiatement sur la peau ou sur un bas d'un tissu quelconque; elles ont l'heureuse propriété, en toute circonstance, de conserver les pieds chauds, et par conséquent de faire éviter une des principales causes favorisant directement l'invasion de l'affection meurtrière appelée choléra.

---

(1) Le bandage de corps ci-dessus décrit peut être très-convenablement employé, pour serrer l'abdomen des femmes en couche; sa forme permet de l'appliquer exactement, et de le serrer par degrés, en suivant méthodiquement l'affaissement ou le retour sur elles-mêmes, des parois de l'utérus, avantages que ne présentent pas les appareils incomplets appliqués en cette occasion.

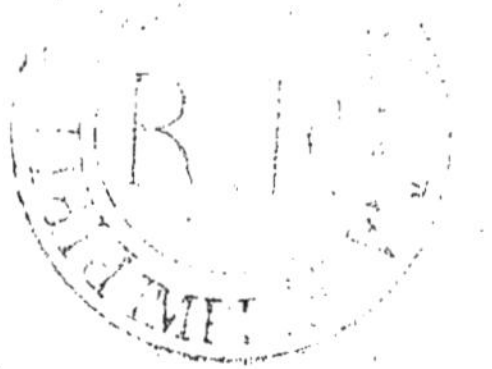

VANNES, DE LAMARZELLE, IMPRIMEUR.